SUR

LE PSEUDO-RHUMATISME

OURLIEN

PAR

ANDRÉ GACHON

Docteur en médecine

EX-INTERNE DE L'HÔPITAL CIVIL D'ORAN

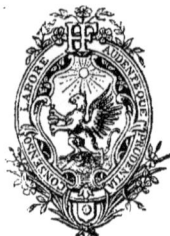

MONTPELLIER

IMPRIMERIE CENTRALE DU MIDI

HAMELIN FRÈRES

—

1887

SUR

LE PSEUDO-RHUMATISME OURLIEN

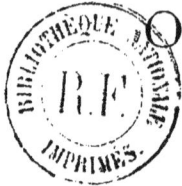

PAR

ANDRÉ GACHON

Docteur en médecine

EX-INTERNE DE L'HÔPITAL CIVIL D'ORAN

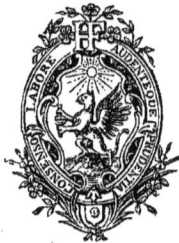

MONTPELLIER

IMPRIMERIE CENTRALE DU MIDI

HAMELIN FRÈRES

—

1887

A LA MÉMOIRE DE MA MÈRE

ET DE MON FRÈRE

A MON PÈRE

A MON ONCLE

AUGUSTE GACHON

ANDRÉ GACHON.

A MONSIEUR LE DOCTEUR NOZERAN

Ex-chirurgien de la Marine
Chevalier de la Légion d'honneur

A MES EXCELLENTS AMIS

LES DOCTEURS MAUZAC, JOULLIÉ, POMPIDOR

A MON AMI

MONSIEUR ÉMILE GRIMAUD

NÉGOCIANT

ANDRÉ GACHON.

A MON PRÉSIDENT DE THÈSE

M. LE PROFESSEUR COMBAL

ANDRÉ GACHON.

1

A MES MAITRES

A MES PARENTS

A MES AMIS

ANDRÉ GACHON.

INTRODUCTION. — DIVISION DU SUJET

Au cours de l'épidémie d'oreillons qui, pendant les mois de février, mars, avril et mai, a sévi sur les soldats de notre garnison, il nous a été donné d'observer, dans le service de M. le professeur Combal, sept cas de complication par déterminations articulaires.

Nous fûmes frappé de voir que les arthralgies dont ces malades étaient atteints s'éloignaient, par leur physionomie clinique, des arthrites aiguës du rhumatisme vrai, et nous résolûmes, sur l'instigation de M. le docteur Sarda, chef de clinique médicale, et d'après ses conseils, de faire des cas que nous venions d'observer le point de départ de nos recherches et le sujet de notre thèse inaugurale.

Il nous fut facile de nous assurer que la question des arthralgies ourliennes est encore peu connue, que les faits de complications articulaires de l'affection ourlienne sont encore bien peu nombreux, que leur étude est à faire, en partie du moins.

Cela nous confirma dans notre résolution de chercher à approfondir ce sujet.

Malheureusement la tâche était difficile, grâce à la diversité des opinions émises par ceux qui se sont occupés avant nous de la question.

Le court historique qui sert de premier chapitre à notre travail fera voir la grande pénurie des faits publiés avant les nôtres, et la fluctuation des opinions et des doctrines médicales que ces faits ont soulevées.

La théorie la plus récente classe les manifestations articulaires des oreillons dans le groupe des pseudorhumatismes infectieux. Nous avons essayé, dans la mesure de nos forces, de justifier cette théorie, que nous adoptons sans réserves.

Dans ce but, nous nous sommes surtout attaché, après avoir, dans un second chapitre, exposé sans commentaires les observations publiées avant nous et les nôtres, à montrer quelle est la symptomatologie habituelle des arthropathies ourliennes.

C'était là le point important de notre étude. Nous avons commenté et critiqué les observations, évitant, autant que possible, de forcer les faits et dégageant plutôt notre opinion de l'ensemble de ces faits eux-mêmes; car notre plus grande préoccupation était de donner à notre thèse un caractère clinique bien plus que théorique.

Cette étude symptomatique constitue le troisième chapitre, le plus intéressant, le plus sérieux, mais aussi le plus difficile de notre travail.

Après avoir ainsi établi ou essayé d'établir la caractérisation clinique des déterminations articulaires des oreillons, après les avoir séparées du rhumatisme vrai, nous nous sommes demandé dans quel groupe morbide pouvaient et devaient trouver place les arthralgies des oreillards.

C'est un point de pathologie générale depuis longtemps discuté, sur lequel plusieurs théories ont été émises, sur lequel aussi le dernier mot n'est pas encore dit. Avons-nous contribué à faire trancher cette difficulté dans le sens de la vérité scientifique? Nous osons l'espérer. Il nous a semblé que de l'étude impartiale des faits connus se dégage à peu près nettement ceci : les déterminations articulaires des oreillons n'appartiennent pas au rhumatisme vrai et doivent être rangées dans le groupe des pseudo-rhumatismes infectieux.

Si nous nous sommes trompé, nous avons la satisfaction d'avoir rendu un jugement de bonne foi.

Telle est l'idée qui se dégage, en définitive, de notre thèse, et c'est pour défendre la première que la seconde a été écrite. Bien que ce ne soit pas là une idée absolument neuve, le nombre relativement considérable d'observations inédites que nous rapportons doit, ce nous semble, être pris en sérieuse considération et faire oublier les imperfections de l'œuvre que nous soumettons à la bienveillante appréciation de nos Juges.

Il importait, dans une question de ce genre, de ne pas s'égarer dans des détails inutiles et des discussions oiseuses. Aussi nous sommes-nous attaché à être le plus concis possible. Nous espérons que l'on nous en saura gré.

M. le professeur Combal a bien voulu nous autoriser à publier les observations prises à sa Clinique et accepter la présidence de notre thèse. Nous ne saurions trop le remercier de cette marque de bienveillance et de l'honneur insigne qu'il nous fait.

En terminant, nous adressons nos remerciements à M. le docteur Sarda, chef de clinique médicale, qui a bien voulu nous guider dans nos recherches bibliographiques et mettre à notre disposition ses notes cliniques.

SUR

LE PSEUDORHUMATISME

OURLIEN

CHAPITRE PREMIER

HISTORIQUE

La dénomination de *pseudorhumatisme* ourlien est de date récente. C'est, en effet, dans la thèse si remarquable que Bourcy a consacrée à l'étude du pseudorhumatisme infectieux que nous la trouvons pour la première fois. Rangées ainsi parmi les déterminations articulaires des maladies infectieuses, les manifestations rhumatismales observées chez les oreillards ont, depuis cette époque, attiré l'attention des médecins. Cependant, disons-le tout de suite, la question est encore à l'étude et, pour ainsi dire, entièrement neuve, peu de documents ayant été publiés à ce sujet. De ce côté donc, elle ne laisse pas que de présenter un certain intérêt.

Cet intérêt s'accroît si l'on examine les diverses théories émises au sujet de l'affection ourlienne, encore incomplétement connue dans ses allures générales. Il est bien démontré que les oreillons sont une maladie infectieuse, mais on hésite encore à lui assigner une place fixe en nosologie. Se rapproche-t-elle du rhumatisme articulaire aigu? Doit-on la ranger parmi les fièvres éruptives? Les manifestations rhumatismales que l'on observe chez les oreillards n'existent-elles qu'à titre de coïncidences fortuites? Sont-elles une preuve de l'analogie, invoquée par quelques auteurs, entre le rhumatisme et les ourles? Il semble qu'en l'état actuel de la science la réponse doive se réduire à peu près à ceci:

Les oreillons sont une maladie infectieuse analogue aux fièvres éruptives; susceptibles, comme elles, de provoquer des manifestations articulaires qui n'appartiennent pas au rhumatisme vrai, mais au pseudorhumatisme des maladies infectieuses, manifestations qui ont leur place marquée à côté du pseudorhumatisme de la scarlatine.

Le fait de l'existence des déterminations articulaires au cours de l'affection ourlienne a, croyons-nous, été noté pour la première fois par Rilliet: « Chez deux frères, dit-il, l'oreillon a été rapidement suivi d'un rhumatisme aigu, dont l'un d'eux avait déjà eu une atteinte grave quelques années auparavant (1). »

Dans son excellent article du *Dictionnaire de médecine et de chirurgie pratiques*, d'Heilly rapporte simplement que Bergeron a observé, dans un cas de parotidite ourlienne, le gonflement de la bourse prérotulienne.

Gailhard, dans sa très-remarquable thèse, où sont exposées avec une grande richesse de détails plusieurs des complications des oreil-

---

(1) Rilliet, *Mémoire sur une épidémie d'oreillons* (*Gaz. méd. de Paris*, 1850, p. 24).

lons, mentionne en passant les complications rhumatismales. Nous citons le passage :

« Le 22 janvier 1876, un marin de vingt et un ans entrait à l'hôpital de Rochefort pour oreillons, avec orchite du côté droit et bronchite....

» Le 28, se déclarait un arthro-rhumatisme qui retint le malade en traitement jusqu'en avril ; les articulations tibio-tarsiennes, celles des doigts de la main droite d'abord, puis de la gauche, furent surtout prises. Déjà, le 17, je notais les arthralgies chez un caporal d'infanterie de marine de vingt et un ans, atteint de parotidite double, d'orchite droite, céphalalgie violente.... J'ai indiqué déjà en février le cas mortel de Busquet, dans lequel à l'oreillon a succédé aussi le rhumatisme articulaire aigu (1). » Pour l'auteur, il y a *un certain air de famille* entre les oreillons et le rhumatisme.

Les médecins militaires ont peu écrit sur les manifestations articulaires des oreillons. En compulsant les relations des nombreuses épidémies qu'ils ont observées, relations que l'on trouve surtout dans le *Recueil des mémoires de médecine, de chirurgie et de pharmacie militaires*, nous avons trouvé une seule fois indiquée la complication de douleurs articulaires chez les oreillards. Le docteur Jourdan, après avoir énuméré quelques-uns des accidents qui viennent quelquefois aggraver l'affection ourlienne, d'habitude si bénigne, ajoute : « Enfin nous signalerons un nouveau symptôme apparu chez quatre de nos malades vers la fin de l'oreillon. Ces malades ont été pris de douleurs articulaires siégeant dans les épaules, les coudes, les poignets ; douleurs vives, dont les malades demandaient à être débarrassés. Ces douleurs ne s'accompagnaient pas de gonflement et disparaissaient au bout de cinq à huit jours (2). »

(1) Gailhard, *Étude sur la maladie appelée oreillons*. (Th. de Montpellier, 1877, n° 41, p. 174.)

(2) Jourdan, *Relation d'une épidémie d'oreillons* au 28ᵉ bataillon de chasseurs à pied, à Dax. (Recueil cité, page 550 ; 1878.)

2

Pour Jourdan, ces douleurs articulaires sont un trait d'union de plus entre les oreillons et la scarlatine. Dans l'article OREILLONS du *Dictionnaire encyclopédique des sciences médicales*, A. Laveran se contente de rappeler les cas de Jourdan, sans les accompagner de commentaires.

Vient ensuite la thèse, citée plus haut, de Bourcy, qui ne contient aucun fait nouveau. Inspiré par M. le professeur Bouchard, ce travail fixe d'une façon heureuse le terme pseudorhumatisme infectieux et établit définitivement la réalité et l'aspect clinique du type morbide qu'il représente. Mais c'est par analogie que l'auteur applique cette appellation aux déterminations articulaires des oreillons (1).

Restait à établir la physionomie clinique de ce pseudorhumatisme. Et alors commence la seconde période de ce court historique.

Dans une très-intéressante note, Chaumier relate une première observation de *pseudorhumatisme ourlien*. Il accepte nettement l'opinion de Bourcy (2).

Peu de temps après, Glénereau cite l'observation d'un malade chez lequel les deux parotides, les deux testicules et les deux genoux, furent successivement atteints (3).

En février 1885, le docteur Boinet publie une observation de pseudorhumatisme ourlien, à forme synoviale, observation que nous reproduisons plus loin (4).

(1) Bourcy, des *Déterminations articulaires des maladies infectieuses.* (Thèse Paris, 1883.)

(2) E. Chaumier, *Note sur les manifestations articulaires des oreillons.* (Concours médical, déc. 1883.)

(3) Glénereau, *Sur une épidémie d'oreillons, etc.* (*Bulletin de thérapeutique,* 1884.)

(4) Boinet, *Quelques Complications rares des oreillons* (*Lyon médical,* fév. 1885).

Vient enfin l'important mémoire des docteurs M. Lannois et G. Lemoine, où nous trouvons un essai de symptomatologie. Les auteurs séparent nettement du rhumatisme vrai les manifestations articulaires observées chez les oreillards, et rapprochent celles-ci du pseudorhumatisme des maladies infectieuses.

Après avoir rappelé les faits publiés antérieurement, ils rapportent trois observations personnelles, auxquelles ils ajoutent la mention brève de deux faits communiqués par le docteur Arnal.

Voici, du reste, les conclusions de ce remarquable travail :

« 1° Les oreillons s'accompagnent parfois de manifestations articulaires dont la fréquence relative reste à déterminer;

» 2° Ces manifestations articulaires se montrent, soit en même temps que l'oreillon, soit plutôt à son déclin, affectant en cela les mêmes allures que l'orchite ourlienne; elles peuvent ne pas rester limitées aux articulations et atteindre également les gaînes synoviales des muscles;

» 3° Elles affectent une marche subaiguë et, en général, ne donnent lieu qu'à une douleur et un gonflement modérés, à des réactions générales peu graves;

» 4° Elles récidivent facilement et prolongent ainsi la durée de la maladie, pour laquelle la guérison est la règle;

» 5° Elles n'appartiennent pas au rhumatisme vrai et ne sont que des localisations de la maladie ourlienne;

» 6° Le pseudorhumatisme ourlien doit être rangé à côté des pseudo-rhumatismes des maladies infectieuses (érysipèle, scarlatine, blen-norrhagie, etc.). (1). »

Les nombreuses recherches bibliographiques auxquelles nous nous sommes livré ne nous ont pas fait trouver de nouveaux cas.

Les documents cliniques, on le voit, sont peu nombreux; ils se ré-

(1) M. Lannois et G. Lemoine, *Pseudorhumatisme des oreillons* (*Revue de médecine*, mars 1885).

duisent, en somme, à dix-sept cas authentiques; mais il est probable que beaucoup de faits observés n'ont pas été publiés ; que bien souvent les complications articulaires de la maladie ourlienne ont peu attiré l'attention, à cause surtout de leur bénignité ordinaire et de leur allure silencieuse. En tout cas, le pseudorhumatisme ourlien est rare.

En effet, au cours de l'épidémie qui a sévi, de février à mai, sur les militaires de notre garnison, 250 hommes environ ont été atteints d'oreillons, la plupart d'une façon très-légère. Sur ce nombre, 68 (les plus malades) ont été envoyés à la clinique médicale, où nous avons observé sept fois seulement des déterminations articulaires.

Ce chiffre est, toutefois, suffisant pour légitimer un essai d'étude synthétique. Nous allons, à cause de la nouveauté du sujet, présenter d'abord au lecteur les observations détaillées des auteurs et celles qu'il nous a été donné de recueillir. Il sera ainsi plus facile de dresser un tableau d'ensemble et d'établir des conclusions.

CHAPITRE II

OBSERVATIONS

Observation première (Chaumier)

Oreillons. — Orchite droite. — Pseudorhumatisme ourlien.

Le mercredi 20 avril 1882, je suis appelé auprès du nommé P....., âgé de dix-neuf ans. La semaine précédente, il a eu les oreillons, dont il n'a pas beaucoup souffert, et le dimanche, bien que non complétement guéri, il a pu danser à une fête de village.

Le mardi, le testicule droit s'est pris ; aujourd'hui, il est gros comme le poing. Il n'a ni fièvre, ni douleurs.

Les autres enfants ont également eu les oreillons, ainsi que la grand'mère, et ils ont beaucoup plus souffert.

24. — Le malade se lève tous les jours, malgré la défense qui lui en avait été faite ; le testicule a diminué de volume. Avant-hier soir, est survenue une douleur dans l'épaule gauche. Cette douleur a déjà un peu diminué ; aujourd'hui, il souffre à l'épaule droite au point de ne pouvoir remuer le bras. Rien au cœur.

26. — S'est encore levé. Le testicule n'est guère plus gros qu'à l'état normal. La douleur persiste aux deux épaules, surtout à la droite. Hier, légères douleurs dans une jambe. Peu de fièvre, langue blanche, sueurs à la face. Le premier temps à la pointe est peut-être un peu sourd. Un peu de mal de gorge ; les amygdales sont à peine rouges.

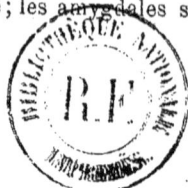

28. — La douleur a diminué dans l'épaule droite et persiste dans l'épaule gauche. Bruits du cœur très-nets. Pas de sueurs. Le testicule est encore diminué, un peu plus petit que le gauche.

Les jours suivants, l'amélioration a continué, et au bout de cinq à six jours le malade a repris son travail.

Les antécédents personnels et de famille sont insignifiants : la grand'mère, âgée de soixante-quinze ans, a depuis quelques années des douleurs dans la hanche et la région lombaire.

Observation II (BOINET)

Pseudo-rhumatisme ourlien à forme synoviale

Dussoleil, soldat au 121° de ligne, a toujours joui d'une excellente santé; il n'a jamais eu de rhumatisme, soit personnel, soit hérédi- taire; enfin il n'a jamais présenté la moindre trace, soit de blennor- rhagie, soit de syphilis. Le 23 mars, il est atteint d'un oreillon du côté droit. La tuméfaction de la région parotidienne est médiocre; elle reste stationnaire.

Le 6, le gonflement diminue d'une façon notable; l'état général est excellent. La guérison définitive semble prochaine, lorsque le 7 avril le malade accuse des troubles généraux légers (langue blanche, char- gée, inappétence, diarrhée, fièvre); de plus, il se plaint de douleurs vagues dans les épaules, les poignets et les genoux. Le lendemain, les douleurs se localisent dans les gaînes de l'extenseur commun des doigts, de l'extenseur propre de l'index, du long et du court exten- seur du pouce de la main droite ; les gaînes des fléchisseurs et jam- biers postérieurs des deux côtés sont aussi envahies.

Ces synovites offrent les caractères suivants :

La peau conserve sa coloration normale; le gonflement est peu marqué, on ne perçoit pas de fluctuation à leur niveau; les douleurs spontanées, peu intenses pendant le jour, deviennent assez vives pendant la nuit; la pression et les mouvements les exaspèrent. Ces symptômes ne subissent pas de changement jusqu'au 13 avril; mais, à partir de cette époque, le gonflement et les douleurs déterminées par ces synovites diminuent rapidement. La région parotidienne est à peu près normale.

Le 19, le malade sort de l'infirmerie; mais, quatre jours plus tard, se produisent de nouveaux troubles généraux (soif, inappétence, langue chargée, mouvement fébrile).

Le lendemain, survient une hydarthrose du genou droit. L'épanchement est assez considérable, la pression est peu douloureuse; mais les mouvements sont pénibles et le malade ne marche qu'avec difficulté. En même temps, une nouvelle poussée envahit les gaînes synoviales précédemment atteintes et la gaîne du long extenseur, jusqu'alors indemne. Le gonflement et la douleur sont plus accentués que lors de la première atteinte.

Le 29 avril, une fièvre de moyenne intensité annonce l'apparition d'une seconde hydarthrose, qui se fixe sur le genou gauche.

Nous n'avons jamais rien constaté d'anormal du côté du cœur. Le sang de ce malade contenait plus de micrococci que dans les cas d'oreillons simples.

Le 30 avril, le malade entre à l'hôpital. La tuméfaction et la douleur disparaissent vite; l'amélioration est très-rapide, et, le 9 mai, le malade sort complétement guéri.

Observation III. (LANNOIS et LEMOINE)

Oreillons doubles. — Éruption érythémateuse. — Manifestations articulaires multiples.

Le nommé L... Romain, vingt et un ans, cultivateur, incorporé le 30 novembre dernier au 140ᵉ de ligne, entre, le 25 février 1884, à l'hôpital militaire de la Charité, service de M. Pernod, salle 13, lit 16.

Pas d'antécédents héréditaires. A l'âge de seize ans, il a eu une légère attaque de rhumatisme subaigu, n'ayant atteint que les extrémités inférieures.

Le 11 février, il éprouve un peu de douleur à la gorge et s'aperçoit que sa figure est couverte de petites plaques rouges indurées, douloureuses spontanément et à la pression. Le 12, on l'exempte du service pendant deux jours en raison de son angine.

En même temps, le malade éprouve un peu de raideur dans les articulations des genoux et des cous-de-pied ; mais c'est si peu important qu'il ne s'en plaint pas.

Dans la journée du 13, apparaissent des tumeurs parotidiennes des deux côtés, et le malade entre à l'infirmerie le 14 février. Pendant le séjour qu'il y fit, du 14 au 25, les oreillons évoluèrent normalement ; une ou deux petites plaques se montrèrent encore sur la face, mais apparurent en plus grand nombre sur les extrémités inférieures, notamment à droite. Il y eut deux ou trois poussées successives de six ou sept plaques chaque fois : leur durée était de deux jours. Comme nous avons pu nous en assurer au moment de l'entrée à l'hôpital, ces plaques ressemblaient surtout à l'érythème noueux, quoique plus superficielles.

Les douleurs dans les articulations, légères au début, allèrent d'abord en augmentant, puis subirent un temps d'arrêt, pour reprendre à nouveau au moment où les oreillons touchaient à leur fin. C'est en raison de leur persistance que le malade fut envoyé à l'hôpital.

A son entrée, on constate que les oreillons ont disparu : il n'accuse plus qu'une gêne légère derrière les maxillaires dans les mouvements de mastication. Sur les joues et au niveau des sourcils, on constate encore des traces do desquamation en lamelles épidermiques assez larges.

Les douleurs sont assez vives pour que le malade se déclare incapable de marcher. Il peut néanmoins se tenir debout et faire des

mouvements dans son lit. Les articulations des genoux et des cous-
de-pied sont seules prises, notamment celle du cou-de-pied gauche;
elles ne présentent d'ailleurs ni gonflement, ni rougeur, ni chaleur.

La température fut prise plusieurs fois et trouvée normale. Rien au
cœur. État général satisfaisant.

Au bout de huit jours, les douleurs s'étaient peu à peu dissipées et
le malade sortait parfaitement remis.

Observation IV (Lannois et Lemoine)

Mo..., dix-sept ans, a toujours joui d'une excellente santé. Rien à
noter du côté héréditaire, sinon qu'un oncle paternel serait rhuma-
tisant.

Il se présente à la visite, le 25 novembre 1884, avec de la céphalalgie
et de l'angine, pour laquelle on le garde à l'infirmerie. Ce n'est que
le 29 qu'apparaissent les oreillons, surtout à droite, où le gonflement
est plus marqué. Ils évoluèrent assez rapidement, et le malade pouvait
se croire guéri, lorsque le 5 décembre, dans l'après-midi, apparurent
des douleurs assez vives dans l'épaule, la hanche et le genou gau-
ches : le malade ne pouvait s'asseoir dans son lit. Ces douleurs aug-
mentèrent encore d'intensité et arrivèrent à leur maximum le 7. Le 6,
apparition de douleurs le long du cordon droit et augmentation sen-
sible du volume de l'épididyme sans orchite vraie.

8. — Douleur dans l'épaule droite. Température du soir, 39°.

9. — Amendement notable de tous les symptômes; 2 gr. de salicylate de soude. Temp. : matin, 37°8; soir, 39°.

10. — Je vois le malade pour la première fois. Les douleurs ont
presque complétement disparu, sauf dans l'articulation fémorale, qui
est douloureuse pendant les mouvements ou lorsqu'on appuie sur le
grand trochanter. Les autres articulations sont saines. Il n'existe plus
du côté des parotides qu'un peu de gêne, lorsque le malade ouvre la
bouche largement.

3

Rien au cœur. Pas de ralentissement du pouls. Temp. : matin, 38° ; soir, 39°.

12. — Même état ; de plus, légère douleur dans le coude droit, survenue hier. Temp. : matin, 37°6 ; soir, 38°.

13. — La douleur devient plus vive dans le coude, qui est un peu gonflé, mais sans rougeur.

14. — La douleur et le gonflement ont encore augmenté, et l'on s'assure facilement qu'il y a du liquide dans l'articulation. Les mouvements de flexion sont très-limités et pénibles pour le malade. Toutefois l'état général est très-bon et il n'y a pas de fièvre, la température restant à 37°5 dans l'aisselle.

Les jours suivants, il se fait une amélioration graduelle. Le 17, le gonflement et les douleurs ont presque disparu, et bientôt le malade est complétement guéri.

Observation V (Lannois et Lemoine)

Ber..., dix-sept ans, a toujours été bien portant, sauf une affection thoracique, il y a deux ans, qui paraît avoir été une pleurésie. Père, frères et sœurs bien portants ; mère rhumatisante.

Il se présente à la visite le 25 novembre 1884, se plaignant de malaise général et de céphalalgie. Le 26, oreillon droit, et, le 29, oreillon gauche.

Il semblait en bonne voie de guérison, lorsque, le 7 décembre, le pied gauche devient rapidement douloureux, au point que le malade ne peut plus s'appuyer dessus ; gonflement assez manifeste. Le 9, la douleur gagne le genou gauche.

10. — Je vois le malade. Le pied gauche, depuis l'articulation tibiotarsienne, est volumineux, sans rougeur, si ce n'est au niveau de la malléole externe ; un peu chaud. La pression, qui était très-douloureuse jusqu'à hier, au point que les couvertures gênaient le malade,

se supporte assez facilement, sauf au niveau de la malléole externe. Les mouvements sont très-limités et très-pénibles. Douleurs dans les deux genoux, surtout au niveau de la rotule. De plus, il existe à gauche une douleur très-manifeste au niveau de l'articulation péronéo-tibiale ; la pression sur la tête du péroné cause une assez vive souffrance.

Les oreillons ne se traduisent plus que par un peu d'empâtement et de la gêne en arrière du maxillaire, à gauche. Peu d'appétit ; rate un peu volumineuse. Rien au cœur ; pouls régulier et normal ; la température, prise régulièrement, oscille entre 37°2 le matin et 38°7 le soir. Salicylate de soude, 2 grammes.

12. — Diminution notable du gonflement du pied gauche, qui n'est plus douloureux qu'au niveau de l'articulation tibio-tarsienne. Le genou gauche est encore un peu douloureux, mais il n'y a plus rien dans les autres articulations.

14. — Il commence à se lever ; la température reste à 37° ou au-dessous. Il peut être considéré comme guéri.

Observation VI (Inédite)

Oreillon. — Orchite droite. — Douleurs pseudo-rhumatismales. — Péricardite

C..., soldat au 2ᵉ régiment du génie ; bonne santé habituelle. Pas d'antécédents rhumatismaux, pas de blennorhagie ni de syphilis ; n'a jamais eu ni rougeole, ni scarlatine.

Cet homme entre à l'hôpital St-Éloi, salle St-Charles, nᵒ 2, service de la Clinique médicale (M. Combal, professeur), le 10 mars 1887. Il se plaint de très-violentes douleurs survenues la veille, sans cause appréciable, et siégeant sur le trajet des membres inférieurs, plus particulièrement au côté interne de l'articulation du genou. C'est, dit-il, pour son rhumatisme qu'il a été envoyé à l'hôpital.

Au premier examen, fait le jour même à la contre-visite du soir, on le trouve dans l'état suivant :

Physionomie anxieuse, chaleur vive. Temp.: 40°4. Pouls, 128. Oppression, langue blanche, légèrement saburrale ; céphalalgie frontale vive. Le malade dit souffrir beaucoup de ses membres inférieurs, surtout du genou droit. Cependant les articulations ne présentent ni rougeur, ni tuméfaction. Les muscles de la cuisse sont douloureux à la pression. Ne trouvant pas dans les articulations l'explication de cet état général grave, on découvre, après un examen minutieux, l'existence d'une légère augmentation de volume du testicule droit, avec douleur si légère que le malade s'en était à peine aperçu. C'est alors seulement qu'il déclare avoir été atteint, quinze jours auparavant, d'une parotidite double, pour laquelle il a passé trois jours à l'infirmerie de la caserne.

Il s'agissait là d'un de ces faits analogues à ceux que cite Trousseau, dans lesquels la fièvre, développée au début de l'orchite, s'accompagne de phénomènes généraux graves, propres à égarer le diagnostic.

11 mars. — Le malade est à peu près dans le même état. M. le professeur Combal examine minutieusement les organes thoraciques, et constate les particularités suivantes : dans la fosse sus-épineuse droite, rudesse inspiratoire ; sous la clavicule gauche, inspiration rude, expiration légèrement prolongée ; dans la ligne axillaire droite, à la base, en un point très-limité, frottements pleuraux fins.

Les urines sont rares, foncées et présentent un dépôt rouge brique abondant. Temp.: 39°.

Le soir, les douleurs sont toujours très-vives dans les membres inférieurs : les articulations des genoux et des cous-de-pied, encore douloureuses, ne présentent ni chaleur, ni gonflement. Le testicule droit, un peu plus douloureux que la veille, est notablement augmenté de volume. Temp.: 39°6.

12. — Le testicule droit est presque doublé de volume ; les douleurs dans les membres inférieurs persistent presque aussi vives, surtout dans les genoux.

Urines moins rares, ombrées. — M. le professeur Combal entend et nous fait entendre un frottement péricardite doux en plein ventricule gauche, à la base et à l'appendice xyphoïde. Ce frottement est tantôt systolique, tantôt diastolique.

Onctions sur le testicule avec onguent napolitain belladoné. T.: matin, 37°9; soir, 39°1.

13.—Les douleurs sont bien amendées; les mouvements des membres inférieurs s'exécutent sans trop de peine; le testicule est douloureux et gonflé. T.: matin, 37°5; soir, 38°2.

14. — Les douleurs ont à peu près cessé; le testicule tend à reprendre son volume normal. T.: matin, 37°3; soir, 37°3.

Les douleurs n'ont plus reparu. Le testicule a repris rapidement ses dimensions normales, et déjà, le 20 mars, la guérison était complète.

Observation VII (Inédite)

Oreillons. — Orchite droite. — Pseudo-rhumatisme musculaire.

Hug..., vingt-trois ans, soldat au 2ᵉ génie, bonne santé habituelle; pas d'antécédents héréditaires. N'a pas eu de rhumatisme ni de fièvres éruptives, ni syphilis, ni blennorrhagie.

Entre à l'hôpital Saint-Éloi, service de la Clinique médicale, professeur M. Combal, salle Saint-Charles, lit 27, le 9 mars 1887.

La maladie a débuté le 28 février par une céphalalgie intense, avec douleur et gonflement des deux régions parotidiennes. La tuméfaction était fort légère, la douleur assez peu intense, puisque le malade n'a pas abandonné son service. La guérison était complète depuis deux ou trois jours, lorsque, le 6 mars, survint une douleur assez vive dans le testicule droit, qui aussitôt augmenta de volume. Le malade passe deux jours à l'infirmerie sans nouvel incident. Le 8 au soir, la fièvre devient très-intense (T.: 40°8), et le malade est envoyé dès le lendemain matin à l'hôpital.

A son entrée, le malade ne souffre plus de son testicule, qui est cependant augmenté de volume (il est deux fois plus gros que l'autre); mais il se plaint de brisement douloureux dans les muscles des bras, surtout à droite. La pression sur ces muscles exaspère la douleur spontanée. Rien aux articulations. Rien au cœur. Temp. : 39°.

10. — Les douleurs musculaires sont toujours très-vives; elles ne permettent que des mouvements limités des bras, que le malade a beaucoup de peine à soulever. T.: matin, 38°6 ; soir, 38°8.

11. — Le testicule droit est de nouveau douloureux; les muscles des bras sont moins sensibles à la pression; les mouvements sont moins pénibles.

Temp. : matin, 36°5; soir, 37°.

L'apyrexie se maintient les jours suivants; les douleurs musculaires vont s'affaiblissant, pour disparaître définitivement le 20. Le testicule reprend, pendant ce temps, ses dimensions normales, et, le 23, le malade était complétement guéri.

Observation VIII (Inédite)

Orcillon. — Pseudo-rhumatisme. — Péricardite

G..., sapeur au 2ᵉ régiment du génie, entre à l'hôpital St-Éloi, service de la Clinique médicale, professeur M. Combal, salle St-Maurice, lit 36, le 22 mars 1887.

G... a déjà eu deux attaques de rhumatisme articulaire aigu.

La maladie actuelle a débuté le 19 mars par de la courbature générale, avec céphalalgie et fièvre. Le lendemain, s'est déclarée une parotidite gauche avec gonflement assez considérable.

A son entrée, le malade a de la fièvre (39°3) ; il souffre beaucoup de sa parotidite. Souffle systolique à la pointe. Pas de péricardite.

Rapidement, la douleur et la tuméfaction parotidienne disparaissent, la température redevient normale, et le malade se croyait guéri, lorsque, le 28 mars, il éprouve une douleur modérée dans l'articulation du cou-de-pied gauche, ainsi que dans les articulations carpométacarpiennes de la main droite. Ces articulations sont un peu rouges et présentent un léger gonflement. Temp. : soir, 38°2.

29-30. — Le gonflement, la douleur et la rougeur, disparaissent à la main droite, mais persistent, peu marqués d'ailleurs, au pied gauche, sans réaction fébrile intense. Le 30 soir, la température est de 38°1.

31. — Epistaxis. Plus rien au pied gauche; arthralgie du genou droit. Temp. : soir, 39°5.

1er avril.— Epistaxis. Temp. : soir, 38°4. Antipyrine, 1 gr. 50 en huit prises, de trois en trois heures.

Les jours suivants, l'arthralgie du genou droit disparaît; la température demeure stationnaire entre 37° et 38°. ,

4. — Douleur légère, sans rougeur ni tuméfaction, au coude droit. Temp. : 38°2.

6. — Articulations libres. Douleurs musculaires thoraciques, surout intenses sous les clavicules. Rien aux bronches ni aux poumons. Température normale. Suppression de l'antipyrine.

7. — Matité précordiale augmentée, formant un triangle à base inférieure. Battements cardiaques sourds à la pointe; frottement péricardique systolique, simulant un bruit de galop, à la base du cœur. Oppression assez vive. Apyrexie.

> Iodure de sodium . . . 3 grammes
> Bromure d'ammonium . 3 grammes

dans une potion que le malade prendra dans les vingt-quatre heures. Temp. : soir, 39°5. Pouls, 96.

8. — L'épanchement péricardique est un peu plus abondant. Température : 38°5.

Vésicatoire sur la région péricordiale.

Continuer la potion ci-dessus.

9. — La douleur a reparu aux articulations carpo-métacarpiennes de la main droite. Apyrexie.

12. — Matité à la partie postéro-inférieure droite de la poitrine ; en ce point, abolition des vibrations thoraciques, égophonie, souffle et frottements pleuraux.

13.— Main droite normale ; pied et genou droits douloureux. Temp. : soir, 38°5.

14. — Amélioration notable. Douleurs très-légères. Apyrexie complète. (36°5, 36°.)

15. — La douleur persiste au genou droit. L'épanchement pleurétique est en voie de résolution. Temp. : matin, 37°3 ; soir, 37°7.

16. — Apyrexie. Pas de douleurs.

19. — Douleur dans l'épaule gauche, sans élévation thermique.

21. — Le genou gauche est douloureux, sans gonflement. Temp. : soir, 38°2.

22. — Temp. : matin, 37°1 ; soir, 38°2.

23. — Le genou gauche demeure douloureux ; le genou droit l'est depuis hier soir. Temp. : matin, 38°2 ; soir, 37°8.

24. — Temp. : matin, 37°2 : soir, 37°9.

25. — La douleur dans les genoux a complétement disparu ; mais la main droite est de nouveau douloureuse au niveau des deuxième et troisième articulations carpo-métacarpiennes. Temp. : matin, 37°3 ; soir, 36°8.

27. — Plus rien à la main droite : douleur au niveau des articulations carpo-métacarpiennes de la main gauche. Apyrexie.

30. — La douleur s'est encore déplacée. Elle occupe maintenant l'épaule gauche. Plus de liquide dans le péricarde. Frottement systolique à la pointe, à la base, à l'appendice xyphoïde.

4 mai. — Douleurs totalement disparues.

7. — Douleurs dans le coude droit et à l'articulation phalango-phalanginienne du médius droit. Persistance du frottement péricardique, surtout à la base. Apyrexie.

9. — Douleur dans les articulations carpo-métocarpiennes de la main gauche.

12. — Guérison complète, qui ne s'est pas démentie. Il reste encore un léger frottement péricardique à la base.

Observation IX (Inédite)

Oreillons. — Arthrite des deux genoux. — Péricardite

L..., soldat au 122ᵉ de ligne. Une attaque antérieure de rhumatisme articulaire aigu.

La maladie actuelle a débuté, le 21 mars, par de la céphalalgie, du malaise, de la douleur aux deux régions parotidiennes.

. L.... entre, le 24 mars, à l'hôpital St-Éloi, service de la Clinique médicale, professeur M. Combal, salle St-Maurice, lit 17. Les deux régions parotidiennes sont très-fortement tuméfiées. Les mouvements de la mâchoire sont très-douloureux. Apyrexie.

1ᵉʳ avril. — Frottement péricardique au premier temps, à la base du cœur.

6. — Douleurs dans les genoux, sans rougeur ni gonflement. Pas de fièvre.

8. — Rougeur et gonflement manifestes des deux genoux. La température ne dépasse pas 38°.

10. — Même état. Apyrexie.

13. — Les mouvements des membres inférieurs sont presque indolores. Il n'y a plus, dans les genoux, de douleurs spontanées.

15. — Guérison complète.

Observation X (Inédite)

Oreillons. — Pseudo-rhumatisme. — Péricardite

A..., soldat au 122ᵉ de ligne. Bonne santé habituelle. Pas do rhumatismes, pas de blennorrhagie, ni de syphilis, ni fièvres éruptives.

4

Début de la maladie actuelle, le 22 avril, par parotidite gauche avec gonflement considérable.

Le malade entre, le 24 avril, à l'hôpital St-Éloi, service de M. le professeur Combal, salle St-Maurice, n° 40.

La région parotidienne gauche est encore tuméfiée. Pas de parotidite droite.

25 avril. — Souffle systolique à la pointe du cœur; frottement diastolique à la base. T.: soir, 39°.

26. — T.: matin, 38°7; soir, 38°2.

27. — Apyrexie.

29. — Orchite droite. T.: soir, 39°5.

30. — Testicule droit douloureux, doublé de volume. La tuméfaction parotidienne a complétement disparu.

T.: matin, 38°5; soir, 38°3.

2 mai. — Apyrexie. Testicule moins volumineux et moins douloureux.

4. — Douleur assez vive et léger gonflement de l'articulation du genou gauche. Fièvre modérée ne dépassant pas 38°.

7. — Le gonflement n'a pas augmenté. Pas de rougeur; les mouvements sont peu douloureux.

10. — Le genou gauche est absolument normal; le malade peut exécuter, sans douleur, des mouvements étendus de la jambe gauche. Les articulations tarso-métatarsiennes du pied droit sont douloureuses. La température demeure inférieure à 38°5.

12. — Les mouvements étendus du pied droit provoquent encore de la douleur, que la pression fait aussi naître. Douleur dans l'épaule droite.

15. — Douleurs dans les articulations tarso-métatarsiennes du pied gauche. Apyrexie.

20. — Depuis deux jours, le malade n'éprouve plus aucune douleur. Le frottement péricardique persiste.

27. — Le genou gauche redevient le siége d'une fluxion articulaire peu intense, sans réaction douloureuse vive, sans symptômes généraux fébriles.

2 juin. — Guérison. Le frottement péricardique, devenu très-manifeste et rude le 10 mai, a persisté tout en perdant sa rudesse. — Le 22 juin, veille du départ du malade, on perçoit à la base un frottement tantôt systolique, tantôt diastolique. Le souffle systolique de la pointe n'existe plus.

Observation XI (Inédite)

Oreillons. — Pseudo-rhumatisme. — Péricardite.

B...., sapeur au 2ᵉ génie, entre le 3 mai 1887 à l'hôpital Saint-Éloi, service de M. le professeur Combal, salle Saint-Charles, lit 30.

Le malade était, avant son incorporation, employé dans les bureaux du chemin de fer. Il ne présente pas d'antécédents rhumatismaux héréditaires ou personnels; il n'a jamais eu ni syphilis, ni blennorrhagie, ni fièvres éruptives.

B...... dit éprouver, depuis la veille, des douleurs assez vives dans les membres inférieurs, particulièrement dans les muscles du côté interne de la cuisse et dans les genoux, qui sont un peu rouges, sans le moindre gonflement. Température peu élevée, 37°5. Cœur normal.

En l'absence de réaction générale ou locale vive, on cherche ailleurs que dans une attaque de rhumatisme aigu la cause des douleurs et de la légère arthrite que présente le malade. On apprend ainsi que B... a souffert d'une parotidite ourlienne qui a débuté le 14 ou le 15 avril, et pour laquelle il n'a passé que deux jours à l'infirmerie. Il n'a pas eu d'orchite.

4 mai. — Les douleurs sont toujours assez vives dans les genoux. Dédoublement du premier bruit à la pointe, du second bruit à la base du cœur. Le bruit surajouté est doux, semblable à un souffle. T.: matin, 37°; soir, 37°8.

5. — Douleurs musculaires dans la masse lombaire, exaspérées par la pression. Plus de douleurs dans les genoux. Comme les autres ma-

lades dont nous rapportons l'histoire ci-dessus, B... n'a pas d'albumi-
nurie. T.: matin, 37°1; soir, 37°6.

6. — Amélioration très-notable des douleurs lombaires. Léger em-
barras gastrique. Frottement diastolique à la base, frottement systolique à la pointe. T.: 37°2.

7. — Apyrexie. Disparition des douleurs.

Après deux septennaires de calme complet, le malade, qui se prome-
nait dans les salles, est repris de douleurs lombaires. Le frottement
péricardique persiste. Il y a, de plus, un souffle systolique à la pointe et
une légère hypertrophie du ventricule gauche. Le frottement est également perçu à l'appendice xyphoïde.

25. — Douleurs lombaires disparues. Douleur et léger gonflement
des articulations tarso-métatarsiennes du pied droit. Apyrexie.

29. — Rien aux articulations. Légère douleur lombaire. Depuis ce
jour, les douleurs n'ont pas reparu ; mais le frottement péricardique
et le souffle systolique de la pointe ont persisté. Le 22 juin, ces signes
existent encore. Le malade quitte l'hôpital le lendemain.

Observation XII (Inédite)

Oreillons. — Pseudo-rhumatisme. — Péricardite.

G..., tambour au 2° génie. Une attaque antérieure de rhumatisme
articulaire aigu avant son incorporation.

Début de l'affection le 14 mars, par douleur et gonflement de la région parotidienne droite; parotidite gauche le 16.

Entré à l'hôpital St-Éloi, service de M. le professeur Combal, salle
St-Maurice, lit 4.

En ce moment, les deux régions parotidiennes sont tuméfiées et
douloureuses ; les mouvements de la mâchoire se font avec difficulté.
Température entre 38° et 39°.

28 mars. — Frottement péricardique systolique à la pointe.

21 avril. — Le malade allait partir en congé de convalescence ; se sentant fatigué, il est resté dans nos salles. Il se plaint de douleurs dans presque toutes les articulations. Congestion pleuro-pulmonaire en un point limité de la partie postéro-inférieure du poumon gauche. Frottement péricardique à la pointe et à la base. T.: matin, 38°6; soir 38°9.

22. — Même état. T.: matin, 38°3. Antipyrine, 2 grammes.

23. — Douleurs assez vives dans les genoux. T.: matin, 38°7; soir, 39°1. Antipyrine, 3 grammes.

24. — Légère tuméfaction du genou gauche, qui est douloureux à la pression. T.: matin, 38°5; soir, 38°6.

25. — Douleur aux deux premières articulations métacarpo-phalangiennes de la main droite. T.: matin, 37°8; soir, 38°1.

27. — Plus de douleur à la main droite. Épaule gauche douloureuse. Apyrexie. Suppression d'antipyrine.

29. — Guérison. Le frottement péricardique a presque entièrement disparu.

CHAPITRE III

ÉTUDE CLINIQUE DU PSEUDO-RHUMATISME OURLIEN

Les douze observations précédentes, les faits que nous avons mentionnés, d'après les auteurs, suffisent pour établir la réalité des déterminations articulaires au cours ou pendant la convalescence des oreillons. Nous est-il permis maintenant d'essayer d'esquisser un tableau de ces manifestations symptomatiques ? C'est ce que nous allons examiner.

Et, d'abord, *à quel moment* voyons-nous apparaître les arthralgies et les myodinies ?

Chez les deux malades dont parle Rilliet, les arthralgies survinrent à une époque non précisée, mais, en tout cas, très-peu de temps après l'oreillon.

Rien de précis pour le malade de Bergeron.

Chez l'un des malades observés par Gailhard, l'arthro-rhumatisme survint le 28 janvier, et il est bien permis de faire remonter le début à six jours environ, puisque cet auteur nous dit que le marin chez qui ces accidents étaient observés était entré à l'hôpital le 22 janvier, présentant déjà les oreillons et une orchite droite. C'est vers la fin des oreillons que les quatre malades de Jourdan furent pris de leurs douleurs articulaires.

Dans l'observation de Chaumier, la douleur articulaire survient trois jours après le début de l'orchite, dix à onze après celui de l'oreil-

lon. Le malade de Boinet, atteint d'oreillons le 23 mars, accuse les douleurs articulaires le 7 avril, quinze jours après le début de l'affection.

Dans la première observation de Lannois et Lemoine, nous voyons
les douleurs articulaires éclater en même temps que la tuméfaction
parotidienne, pour devenir beaucoup plus intenses au moment de la
guérison des oreillons.

Chez le deuxième malade observé par ces auteurs, sept jours seulement séparent le début de l'affection ourlienne de l'apparition des
douleurs articulaires.

La troisième observation a trait à un malade dont les douleurs articulaires survinrent onze jours après le début de la tumeur parotidienne.

Dans les deux faits que ces auteurs empruntent au docteur Arnal,
les arthralgies survinrent, une fois trois ou quatre jours après le début des oreillons, la seconde fois en même temps que la parotidite.

Chez les malades dont nous rapportons l'observation, les douleurs
articulaires sont survenues :

Une fois, quinze jours après les oreillons ;
—   neuf   —   —
—   six   —   —
—   seize   —   —
—   douze   —   —
—   dix-huit   —   —
—   trente-sept   —   —

Comme on le voit, les douleurs articulaires ou musculaires qui
viennent compliquer les oreillons sont parfois une complication pré-
coce, plus rarement une complication tardive, de l'affection ourlienne.

En général, ces accidents sont séparés du début de l'affection ourlienne par une période de temps un peu plus longue que pour l'orchite. Une seule fois sur tous les faits que nous mentionnons, les douleurs articulaires sont survenues plus d'un mois après le début de la
parotidite ; dans tous les autres cas, elles sont survenues avant la fin
de la deuxième semaine ou au début de la troisième.

La *douleur* se présente rarement avec le caractère d'acuité qui accompagne le rhumatisme aigu vrai. Dans un cas de Lannois et Lemoine, le malade souffrait au point de ne pouvoir supporter le poids des couvertures. Dans les faits signalés par Jourdan, les douleurs étaient vives. Chez notre malade du n° 2, salle St-Charles, les douleurs étaient extrêmement violentes. Elles étaient aussi intenses chez le n° 27 de la même salle. Mais, chez ces derniers, il s'agissait de douleurs musculaires, et de plus, chez l'un d'eux, il existait un état général assez grave, une fièvre testiculaire excessivement intense. Chez tous les autres malades, la douleur spontanée était très-modérée, la douleur déterminée par les mouvements, la palpitation des parties malades assez supportable, contraste marqué avec l'intensité des douleurs du rhumatisme vrai.

La *fièvre* était, en général, peu élevée. Nulle dans la première observation de Lannois et Lemoine, elle ne dépasse pas 39° chez les deux autres malades dont ils donnent la relation. Il y avait *peu de fièvre* chez le malade de Chaumier et une fièvre de moyenne intensité chez celui de Boinet.

Chez l'un de nos malades, la fièvre était très-intense, mais explicable par l'orchite et par l'état général. Le malade du n° 30, salle St-Charles, n'a jamais eu plus de 37°8 de température. La fièvre a été insignifiante chez le n° 17, salle St-Maurice ; elle a deux fois seulement dépassé le chiffre de 39° chez le n° 4 de la même salle, et n'a atteint ce chiffre qu'une fois chez le n° 40. Quant au malade du n° 36 de cette même salle St-Maurice, deux fois seulement, avec des arthrites multiples, il a présenté une température de 39°5. Encore faut-il pour ce malade faire intervenir la péricardite comme cause d'élévation thermique.

Les déterminations articulaires ou musculaires de l'affection ourlienne s'accompagnent donc, habituellement, de réactions locales et générales, peu graves et peu marquées. Sous ce rapport, elles sont réellement remarquables.

Il est encore un fait particulier de ces manifestations digne d'attirer l'attention : c'est la *rapidité* avec laquelle elles évoluent.

Dans les douze observations que nous avons rapportées, la durée totale des déterminations articulaires a varié de 4 à 45 jours. Deux fois, elle a été de 5 jours, une fois de 7, une fois de 8, une fois de 9, une de 11, deux de 12, une de 27, une de 28 jours. Dans le cas de Boinet, nous voyons d'abord des douleurs dans les gaînes synoviales durer 12 jours, et, après quelques jours de répit, nous assistons à l'invasion successive de deux hydarthroses, qui durent ensemble 16 jours.

Prise à part, chaque arthralgie dure de 4 à 6 ou 7 jours ; mais comme, dans des cas exceptionnels, un grand nombre d'articulations sont successivement prises, les phénomènes rhumatoïdes peuvent se prolonger, d'autant qu'il y a des moments de répit, pendant lesquels le malade paraît complétement guéri. Même dans ces derniers cas, le pseudorhumatisme ourlien n'a jamais une durée comparable à celle du rhumatisme articulaire aigu vrai.

Quel sort est réservé à ces accidents ?

Le PRONOSTIC est *toujours bénin*, et la maladie s'achève sans complications. Rarement il se produit un épanchement séreux dans les articulations.

Seul, Boinet a observé un cas d'hydarthrose. Il n'existe pas d'exemple de terminaison par suppuration.

Le DIAGNOSTIC est facile. Toujours, en effet, les déterminations articulaires ou musculaires sont précédées, soit de la parotidite, soit de l'orchite ; et, de plus, l'existence d'une épidémie d'oreillons vient éclairer le médecin, s'il en était besoin. C'est dans ce sens qu'il faut chercher lorsque le malade se présente à notre observation avec des manifestations tant soit peu insolites du côté des articulations. Nous disons insolites, car ce que nous avons dit précédemment démontre combien le type dont nous nous occupons s'écarte de celui du rhumatisme proprement dit.

L'absence de chaleur et souvent de gonflement, le peu d'élévation de la température, le peu d'acuité de la douleur, sont, avec la disparition rapide de chaque arthralgie, des signes diagnostiques suffisants pour qu'on écarte l'idée d'un rhumatisme vrai.

Quant au TRAITEMENT, il nous paraît devoir être simplement local, dans la majorité des cas. Combattre la douleur par le repos au lit et les applications calmantes, la fièvre par la diète et par l'antipyrine, sont les seules indications à remplir.

CHAPITRE IV

ÉTIOLOGIE ET NATURE DES DÉTERMINATIONS ARTICULAIRES
DES OREILLONS. — JUSTIFICATION DE LA DÉNOMINATION
PSEUDO-RHUMATISME OURLIEN.

Quelle est l'influence en vertu de laquelle se développent, au cours
de l'affection ourlienne, les déterminations que nous venons de dé-
crire?

L'oreillon est-il une cause déterminante du rhumatisme articulaire
aigu? Y a-t-il une simple coïncidence de la fièvre ourlienne et du
rhumatisme? Le rhumatisme vrai s'installe-t-il plus facilement chez
des malades dont les articulations se trouvent en état d'opportunité
morbide de par le fait de leur maladie antérieure? Ou bien s'agit-il
ici de symptômes et de lésions n'appartenant pas au rhumatisme vrai,
mais qu'il convient de classer parmi les rhumatismes secondaires,
parmi les pseudo-rhumatismes infectieux ? Il est indispensable de
faire ici une critique rapide des diverses hypothèses possibles.

Si les déterminations articulaires des oreillons étaient dues au
rhumatisme vrai; si les oreillons n'agissaient que comme cause déterminante, nous devrions trouver, dans les antécédents héréditaires
ou personnels des malades qui présentent ces manifestations articu-
culaires, des traces de la diathèse rhumatismale.

Or, ces traces de la diathèse, nous les trouvons chez les deux malades de Rilliet (deux frères, dont l'un avait déjà subi une atteinte de
rhumatisme aigu); chez les malades de Lannois et Lemoine (ascen-

dants directs ou indirects) ; chez la malade d'Arnal ; chez trois de nos malades sur sept. Le rhumatisme antérieur manque absolument dans les autres observations.

Il semblerait d'après cela que, au moins chez un certain nombre de malades, il s'agit d'une véritable affection rhumatismale, et que les oreillons ont déterminé des manifestations articulaires chez des sujets prédisposés. Chez notre malade du n° 36, salle St-Maurice, cette hypothèse serait parfaitement admissible. En effet, outre qu'il y avait eu déjà, dans ce cas, deux attaques de rhumatisme articulaire aigu, les manifestations articulaires qui ont succédé à la parotidite ourlienne se sont accompagnées d'une fièvre plus intense que dans les autres cas que nous avons pu observer, et d'une péricardite avec épanchement. Toutefois, ce ne sont pas là absolument les allures d'un rhumatisme articulaire aigu. Et ceci nous amène à dire un mot des complications péricardiques observées en même temps que les arthralgies.

Lannois et Lemoine disent à ce sujet : « Il est expressément spécifié qu'il n'y avait pas de symptômes cardiaques. C'est là encore certainement un point de diagnostic avec le rhumatisme. Nous tenons à préciser cependant qu'un souffle au cœur n'aurait pas modifié notre manière de voir, car les oreillons peuvent, dans certains cas rares et au même titre que l'érysipèle, la scarlatine ou la fièvre typhoïde, déterminer une endocardite : trois cas en ont été récemment rapportés. »

A l'exemple de ces auteurs, nous n'aurions pas considéré l'existence d'une endocardite chez nos malades comme contraire à l'opinion que nous défendons. A défaut d'endocardite, nous avons rencontré la péricardite, qui existait chez six des sept malades qu'il nous a été donné d'observer. Or trois d'entre eux n'ont jamais eu de rhumatisme et ne présentaient pas d'antécédents rhumatismaux personnels ou héréditaires. Nous sommes donc en droit d'en faire une complication de l'affection ourlienne. Si cette complication n'a pas été signalée jusqu'ici, c'est sans doute parce qu'elle ne donne pas lieu à des phénomènes réactionnels intenses, et qu'il faut la chercher pour la découvrir.

Quoi qu'il en soit, nous le répétons, la péricardite chez nos malades n'a pas été une manifestation viscérale du rhumatisme articulaire vrai, mais bien une complication du pseudo-rhumatisme ourlien. Nous pourrions même affirmer qu'elle était sous la dépendance de l'affection ourlienne elle-même.

En effet, au cours de l'épidémie qui nous a donné l'occasion d'étudier cette question du pseudo-rhumatisme ourlien, M. le professeur Combal, guidé par certaines analogies, auscultait souvent le cœur des malades atteints d'oreillons. Nous tenons de son chef de clinique, le docteur Sarda, que dix fois, en dehors des six cas que nous rapportons, le péricarde a été trouvé atteint à divers degrés, ce qui porte à seize le nombre des cas de péricardite constatés à la Clinique médicale pendant cette épidémie. Ces dix cas, sur lesquels nous ne pouvons, d'ailleurs, donner aucun détail, seront, en même temps que toutes les observations d'oreillons avec complications rares, publiés très-prochainement par MM. Combal et Sarda. Tout ce que nous pouvons en conclure présentement, c'est qu'ils démontrent d'une façon péremptoire que l'existence d'une péricardite à la suite des ourles ne prouve nullement la nature rhumatismale des déterminations articulaires concomitantes, puisque non-seulement elle peut exister sans manifestations articulaires, mais encore se présenter chez des malades exempts de toute tare constitutionnelle.

Rilliet ne nous paraît donc pas être dans le vrai lorsque, à l'exemple de J. Franck, il assimile les oreillons au rhumatisme. Cette opinion, adoptée par beaucoup d'auteurs, tend, du reste, à être aujourd'hui presque complétement abandonnée. La contagiosité des oreillons faisait hésiter Bergeron, qui, dans son rapport sur les épidémies de 1865, écrivait : « Singulière maladie dont on pourrait dire, si elle n'était contagieuse, qu'elle affecte toutes les allures du rhumatisme articulaire aigu, se localisant comme lui de préférence sur les tissus cellulo-fibreux et fibro-séreux, et particulièrement sur celui qui enveloppe les glandes superficielles ; douée, comme lui, d'une mobilité qui, des parotides, son siége de prédilection, la fait passer brusquement, tantôt sur les enveloppes du testicule, et c'est le cas le plus ordinaire, ou sur celles de la glande vulvo-vaginale, parfois même sur la glande mammaire elle-même, tantôt sur les bourses synoviales, sur le tissu fibreux des muscles et sur les méninges; comme lui, enfin, n'étant le plus souvent qu'une simple fluxion, mais pouvant aussi se transformer en une phlegmasie franche et se terminer par suppuration (1). »

Plus récemment, cette assimilation a été soutenue. En 1879, Granier a cru devoir soutenir la doctrine de la parenté du rhumatisme et des oreillons (2). Nous répondrons, avec M. A. Laveran : «Qu'est-ce que le rhumatisme, cette maladie diathésique qui se localise sur les séreuses, qui récidive fréquemment, qui est héréditaire et non contagieuse, a de commun avec les oreillons, maladie aiguë, contagieuse, ne récidivant presque jamais et se localisant sur les tissus glandulaires (3)?»

Les oreillons ne sont pas seulement une maladie épidémique et contagieuse, mais encore une maladie infectieuse, ayant son microbe particulier, comme il ressort des recherches de Capitan et Charrin (4), qui l'ont trouvé dans le sang de 19 malades; de Bouchard, qui l'a trouvé dans la salive et l'urine d'un malade (5); de Netter (6), de Boinet (7) et Ollivier (8). Bien que les essais d'inoculation n'aient pas encore réussi, nous admettons la doctrine de l'infectiosité, soutenue récemment par Jaccoud, et, avec d'Heilly, nous définirons les oreillons: « Maladie générale fébrile, spécifique, épidémique et contagieuse, caractérisée cliniquement par des phénomènes locaux de fluxions simultanées ou successives vers les parotides, les testicules,

(1) Bergeron, *Mémoires de l'Académie de médecine*, 1866.
(2) Granier, *Lyon médical*, 1879.
(3) A Laveran, art. OREILLONS, in *Diction. encycl. des sc. méd.*, 2ᵉ série, t. XVII, p. 359.
(4) Capitan et Charrin, *Soc. de biologie*, 1881.
(5) Karth. (Th. Paris, 1883.)
(6) Jaccoud, *Gaz. des hôp.*, 1884, et *Cl. de la Pitié*, 1885.
(7) Boinet, *Lyon médical*, 1ᵉʳ mars 1885.
(8) Ollivier, *Revue des malad. de l'enfance*, juillet 1885.

chez l'homme; la glande mammaire, celles de Bartholin et plus rarement l'ovaire, chez la femme (1). »

Toutes ces raisons suffisent, croyons-nous, surtout après ce que nous avons dit dans le chapitre précédent au sujet de la physionomie clinique des manifestations articulaires que l'on observe chez les oreillards, à faire rejeter toute parenté, toute assimilation, entre les oreillons et le rhumatisme vrai.

Il nous paraît beaucoup plus rationnel de rapprocher l'affection ourlienne des fièvres éruptives. C'est, d'ailleurs, l'opinion émise bien souvent au lit du malade par M. le professeur Combal. Cette théorie a pour elle de nombreux faits et de non moins nombreux arguments. Nous nous contenterons de les résumer. Il serait inutile et fastidieux d'exposer longuement ici les opinions des auteurs et l'historique de cette question de nosologie. Trousseau, N. Guéneau de Mussy, Colin, A. Laveran, ont défendu, en s'appuyant sur les conditions épidémiologiques et cliniques, l'analogie entre les oreillons et les fièvres éruptives. Nous retrouvons la même idée dans la thèse de Gailhard.

Sorel (2) a montré que, comme les fièvres éruptives, l'affection ourlienne présente une courbe thermique cyclique. Après lui, Jourdan, se basant sur l'observation clinique, résume ainsi les faits qui lui font admettre l'analogie de l'une et des autres (3) :

1° Observations thermométriques de M. Sorel, démontrant la marche cyclique de la fièvre dans l'orchite;

2° La contagiosité;

3° Immunité acquise;

4° Epistaxis du début;

5° Fréquence de l'angine concomitante;

6° Engorgement des ganglions cervicaux;

7° Néphrorrhagies et néphrites;

(1) D'Heilly, art. OREILLONS, in *Dict. de méd. et de ch. pr.*, t. XXV, p. 93.
(2) *Recueil de mém. de méd., chir. et pharm. milit.*, 1877.
(3) Jourdan, *loc. cit.*, p. 551.

6

8° Bronchites et pneumonies graves, concomitantes ou consécutives ;

9° Douleurs articulaires survenant vers la fin de la maladie ;

10° Etat d'adynamie et de faiblesse.

Ajoutons que bien souvent on a pu voir des épidémies d'oreillons coïncider avec des épidémies de fièvres éruptives. Lorsque l'épidémie qui vient de sévir sur les militaires de notre garnison éclata, la rougeole faisait, depuis trois mois, d'assez nombreuses victimes parmi les enfants et avait atteint un nombre assez considérable de jeunes soldats. A la fin de cette épidémie d'oreillons, survinrent quelques cas de scarlatine.

Ces faits suffisent, croyons-nous, sans qu'il soit besoin d'y insister, pour légitimer l'analogie (non l'identité) des oreillons avec les fièvres éruptives ; par suite, le rapprochement des déterminations articulatres des oreillons avec celles des fièvres éruptives ; pour légitimer, en un mot, l'admission de ces manifestations dans le groupe des pseudo-rhumatismes infectieux.

CONCLUSIONS

—

1° Les oreillons peuvent se compliquer, bien que rarement, de déterminations articulaires ;

2° Ces déterminations articulaires apparaissent d'habitude à la fin de l'affection ourlienne, et en sont une complication tardive ;

3° Elles ont une prédilection marquée pour les articulations du genou et du cou-de-pied, mais attaquent avec une fréquence relative les épaules, les poignets et les mains ;

4° Elles ne suscitent que de faibles réactions générales ou locales ;

5° Elles durent très-peu de temps et se terminent toujours par la résolution, mais elles peuvent atteindre un grand nombre de jointures, récidiver et, par suite, prolonger de cinq à six semaines au maximum la durée totale de l'affection ;

6° Elles ne constituent pas une manifestation du rhumatisme vrai, mais doivent prendre place à côté des déterminations articulaires des fièvres éruptives et être classées dans le groupe nosologique désigné sous le terme générique de *pseudo-rhumatisme infectieux*.

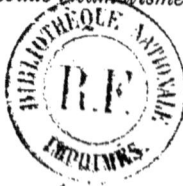

www.ingramcontent.com/pod-product-compliance
Lightning Source LLC
Chambersburg PA
CBHW071347200326
41520CB00013B/3131